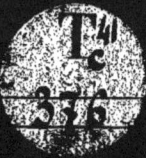

BACTÉRIOLOGIE

DES

EAUX POTABLES

DE LIMOGES

PAR LE

Dr DAVID

Professeur suppléant à l'École de Médecine

Communication faite à la Société de Médecine de la Haute-Vienne

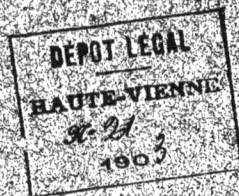

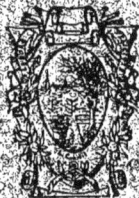

LIMOGES

IMPRIMERIE - LIBRAIRIE - PAPETERIE - RELIURE

DUCOURTIEUX & GOUT

7, RUE DES ARÈNES, 7
—
1902

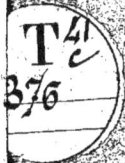

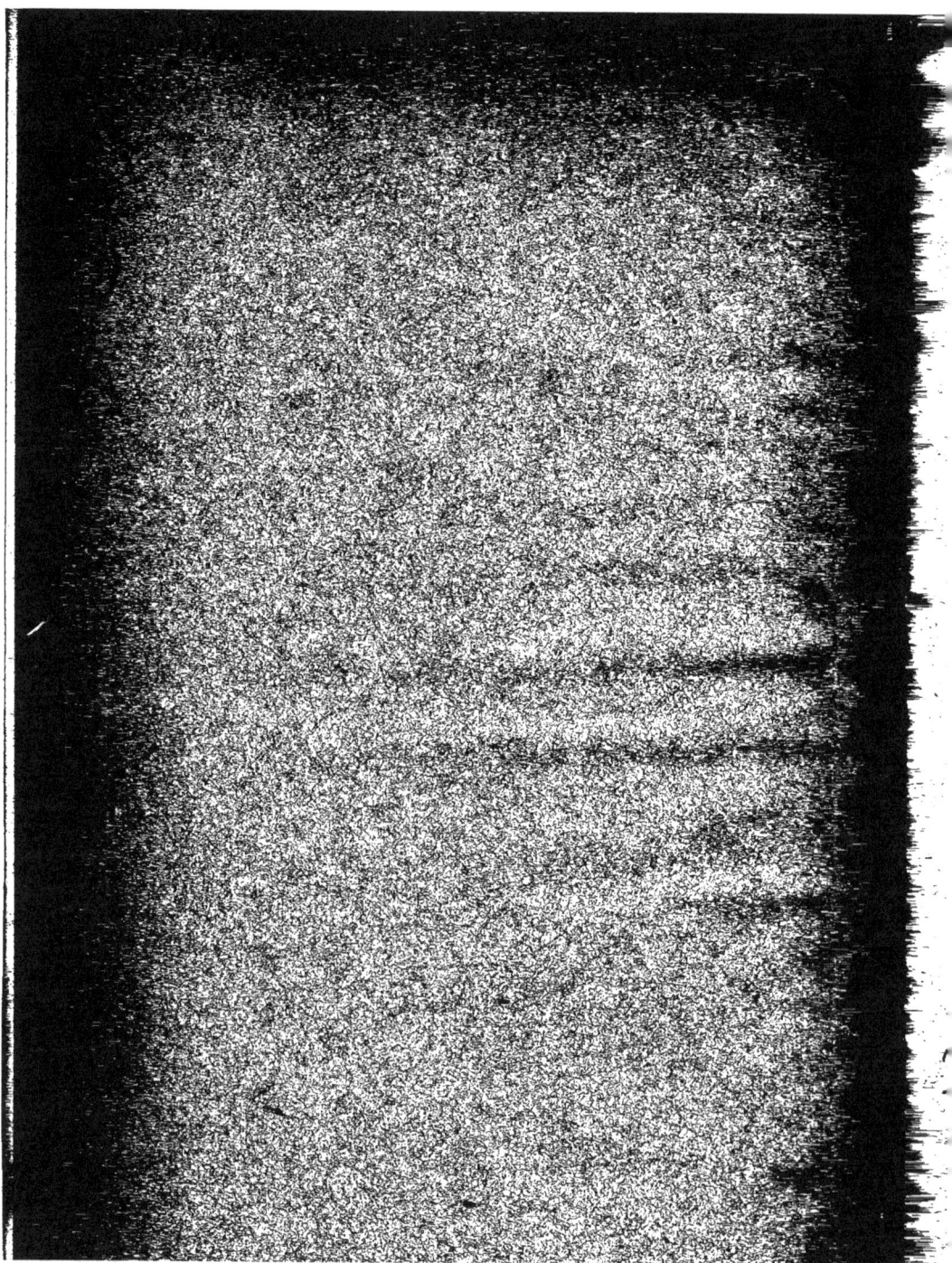

BACTÉRIOLOGIE

DES

EAUX POTABLES

DE LIMOGES

PAR LE

Dr DAVID

Professeur suppléant à l'École de Médecine

Communication faite à la Société de Médecine de la Haute-Vienne

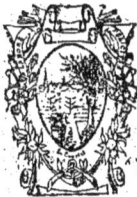

LIMOGES

IMPRIMERIE - LIBRAIRIE - PAPETERIE - RELIURE

DUCOURTIEUX & GOUT

7, RUE DES ARÈNES, 7

1902

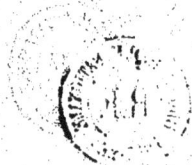

BACTÉRIOLOGIE DES EAUX POTABLES

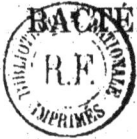

de Limoges

Avant de faire connaître les résultats de notre travail sur la bactériologie des eaux de Limoges, nous jugeons utile d'indiquer en quelques détails rétrospectifs les changements apportés depuis quelques années dans la canalisation des eaux potables. Cet exposé rapide serait, s'il en était besoin, la justification de l'utilité de nos recherches personnelles.

Jusqu'en 1873, l'approvisionnement des eaux potables était assuré aux habitants de la ville par de nombreux puits et par une série de sources ou fontaines dont nous citerons seulement les noms :

Source d'Aigoulène.	Source des Casseaux.
Source des Carmélites.	Source du Clos-Sainte-Marie.
Source du Masgoulet.	Fontaine de Brettes.
Source de Saint-Cessateur.	Fontaine de la Visitation.
Source de la Vieille route d'Aixe.	Fontaine de la Poudrière.
Source des Fantaisies.	Fontaine Sainte-Anne.
Source de Saint-Martial.	Fontaine des Bénédictins.

Cet ensemble alimentait vingt-et-une bornes-fontaines, qui devinrent insuffisantes par suite de l'extension de la ville, si bien qu'en 1873 de nouvelles eaux captées dans la vallée de l'Aurence furent amenées à Limoges — puis en 1877 les vallées de Beaune, du Palais et du Vincou vinrent apporter leur contingent nécessaire pour augmenter le volume d'eau insuffisant déjà à cette époque.

En 1878, dans un travail sur les épidémies de notre cité, le docteur H. Boulland, devançant les données que la bactériologie devait affirmer plus tard sur l'origine hydrique de certaines affections contagieuses constatait que les tributaires des eaux de l'Aurence étaient exempts de la fièvre typhoïde, qui régnait toujours autour des anciennes bornes-fontaines : « l'arrivée des eaux de la vallée de l'Aurence, écrivait-il, a été suivie dès 1877 d'une diminution de moitié des cas de la fièvre typhoïde (1). »

Depuis cette époque, toutes les fontaines incriminées ont été supprimées, celle de Saint-Cessateur a disparu seulement depuis peu et celle d'Aigoulène ne dessert que les casernes où son usage domestique est prohibé.

L'approvisionnement des eaux potables de Limoges est donc à l'heure actuelle assurée par le dispositif suivant :

La vallée du Vincou fournit aux points dits : Les Sagnes, Chabanne, les sources les plus éloignées qui viennent en avant de Beaune rejoindre celles provenant de la vallée du Palais au niveau de Puy-Garsaud, les Vergnes, les Courrières : réunies dans une même canalisation, elles s'ajoutent près du Petit-Theil, aux eaux captées dans la vallée de l'Aurence au plateau des Planchettes depuis 1873.

Dans la crainte, parfois justifiée, que la quantité totale ainsi fournie soit insuffisante à l'époque des saisons chaudes, l'eau de l'étang de La Crousille est déversée pendant l'été à l'aide d'une pompe, à l'origine de la plus éloignée de ces trois sources, celle du Vincou. L'ensemble de cette canalisation fort longue rejoint la ville au niveau du cimetière de Louyat qu'elle contourne et vient former le réservoir principal des Tuilières, puis celui des Ruchoux et celui de la place Haute-Vienne. Ces trois réservoirs servent, par étages, à l'approvisionnement de la ville. Or ces eaux dont la pureté a été constatée au début (2) passent au voisinage de petites localités comme Beaune, le Grand-Theil, ou de petits villages comme La Drouille, Excideuil, Batissou, pour ne citer que ceux-là. Une contamination pourrait se produire par des infiltrations provenant de fosses avoisinantes ou des fumures du sol ; pour continuer, notre confrère, « pensant qu'il serait utile d'établir des cartes indiquant les points par où la contamination pouvait atteindre la ville », nous avons estimé que la connaissance exacte de la bactériologie de nos eaux serait d'une utilité indiscutable à l'heure actuelle.

Depuis deux ans, nous avons envisagé la question sous toutes ses faces : numération des germes, recherche d'agents pathogènes, présence d'éléments suspects ; en toute saison et avec les précautions indispensables en pareil cas, nous avons pratiqué un millier d'ensemencements environ,

(1) *Gay-Lussac*, p. 171, 4ᵉ année.
(2) Analyse de Montsouris, Dʳ J. Lemaistre, Val de Grâce.

afin de tirer des conclusions aussi précises que peut permettre l'analyse d'une eau en partie renouvelée. Pour puiser nos échantillons, nous avons choisi le réservoir des Tuilières : c'est là le point d'arrivée, celui où la contamination secondaire est réduite au minimum, c'est de là que partent les eaux destinées à toute la ville. Chaque prise d'eau a été faite à l'aide d'un dispositif analogue à celui de Miquel ; le ballon se remplissait chaque fois dans le temps mis à traverser l'épaisseur de la couche d'eau ; les transports ont été faits dans la glace et les ensemencements pratiqués, aussitôt après, dans l'installation provisoire qui sert de laboratoire à l'Ecole de médecine, par la méthode sur plaques ; c'est même l'insuffisance de l'outillage dont nous disposons qui nous a obligés à des recherches pendant un temps si long. Toutes les conditions extérieures ont été de cette manière identiques à chaque manipulation.

Nous ne saurions, en terminant, ce préambule omettre de dire que ce travail a été fait à la connaissance de l'administration municipale, qui a bien voulu nous donner toutes les facilités nécessaires pour le mener à bonne fin. Notre préparateur, M. Dupic, nous a été durant une année un précieux auxiliaire : l'une et l'autre ont droit à titre divers à nos remerciements. Nous devons les renseignements qui précèdent aux divers opuscules que le Dr Boulland a bien voulu mettre à notre disposition ; nous sommes heureux que l'obligeance si connue de notre sympathique confrère ait ajouté ainsi un nouveau motif de gratitude à son endroit.

1° *Numération des germes*

Miquel qui fait autorité en la matière a dressé l'échelle suivante, indiquant quelle doit être la teneur en bactéries d'un centimètre cube des différentes catégories d'eau (1).

de	0 à	10 bactéries par cent. cube	Eau exceptionnellement pure.
	10 à	100 — —	Eau très pure.
	100 à	1.000 — —	Eau pure.
	1.000 à	10.000 — —	Eau médiocre.
	10.000 à	100.000 et au-dessus.	Eau impure.

Le même auteur indique aussi (2) que la teneur en bactéries d'une eau peut varier dans des proportions énormes suivant la saison ; mais, fait curieux, qu'il n'existe aucune relation entre la température des eaux et la teneur en microbes. *On voit donc qu'il est impossible au microbiologiste de*

(1-2) MIQUEL. *Manuel pratique d'analyse bactériologique des eaux*, 1891, p. 129 et 130.

se prononcer sur la nature d'une eau de boisson s'il n'a à sa disposition
qu'une seule série d'analyses pratiquées à la même époque.

L'utilité de la numération des germes d'une eau réside en ce fait qu'un
grand nombre de colonies indique le voisinage d'un foyer de contamination et constitue un milieu plus favorable au développement des espèces
nuisibles à l'homme.

Partant de ces idées directrices, nous avons pratiqué des ensemencements en toute saison et par séries variant de vingt à cinquante plaques ;
deux, trois séries ou plus étaient ensemencées avec le même échantillon ;
l'expérience nous a indiqué la dilution au 1/10° de centimètre cube
comme la plus favorable.

Les ensemencements d'hiver ont donné en cinq séries une moyenne de
4 col. 7 par plaque, soit 47 au centimètre cube.

Les ensemencements d'été pratiqués en quatre séries ont décelé 9 col. 8,
c'est-à-dire 98 par centimètre cube.

Les ensemencements d'automne (novembre) ont donné une moyenne
intermédiaire en trois séries d'ensemencements.

La moyenne des deux extrêmes réalise donc le chiffre de 73 colonies
par centimètre cube.

Nos chiffres sont d'autant plus exacts, qu'employant des boîtes de
Roux, la liquéfaction de certaines colonies ne nous a pas gêné. Dès qu'elle
semblait envahir la gélatine, un petit cristal de sublimé porté sur une
spatule et basculé au milieu de la masse en arrêtait le développement ;
cette petite manœuvre ne donne que très rarement lieu à contamination.

L'augmentation des germes de nos eaux pendant l'été est un fait cons-
tant, bien que peu marqué.

Elle ne provient pas, nous le savons, des conditions atmosphériques ;
se retrouvant avec la même proportion dans les diverses séries d'ensemencements, elle n'est pas non plus le résultat d'une contamination accidentelle ; se manifestant subitement après le commencement de l'été, puis
diminuant jusqu'à l'année suivante, elle est due à n'en pas douter à l'eau
de l'étang de La Crousille. Les eaux stagnantes renferment toujours une
quantité de germes plus grande qu'une eau courante.

Pour résumer cette numération des germes et nous reportant aux indications de Miquel, nous voyons que nos eaux présentent un maximum de
98 en été et un minimum de 47 en hiver ; qu'elles ne contiennent en
moyenne que 73 colonies par centimètre cube. Ce chiffre, bien qu'il soit
un peu supérieur à ceux signalés avant notre travail (moins de 50), nous
permet donc de les classer dans la catégorie des eaux très pures de
Miquel.

2° Analyse quantitative. — Isolement des espèces

Si la numération des germes a une certaine importance, la détermination des espèces peut seule permettre d'affirmer l'inocuité ou la nocivité d'une eau potable. Il est fréquent, en effet, de trouver dans une eau que l'analyse quantitative permet de classer dans les eaux pures, une espèce microbienne dangereuse dont la présence seule suffit à faire éliminer l'échantillon, ou des germes qui font craindre un foyer de putréfaction rapproché. Ces deux analyses quantitative et qualitative ne doivent pas être séparées, la seconde malgré les difficultés réelles qu'elle présente, doit être le complément de la première. L'isolement de tous les échantillons divers de la flore microbienne qu'on rencontre constitue le moyen le plus sûr de ne pas commettre d'erreur dans l'affirmation ou la négation de la présence d'une espèce nuisible. C'est donc à cette recherche que nous avons depuis plusieurs mois consacré notre travail, et malgré ce délai, nous ne voulons pas affirmer que la liste en soit complète. Mais occupé toujours par cette étude qui présente tant d'intérêt à de multiples égards, nous serons heureux de vous signaler les nouvelles colonies que nous pourrons rencontrer dans l'avenir.

Le *bacillus subtilis* se rencontre dans toutes plaques dans la proportion de 4 pour 10, aussi bien en été qu'en hiver.

Après lui, les espèces chromogènes prédominent, et nous avons pu isoler la *sarcina lutea* et la *torula rose,* la première fréquente et facilement reconnaissable sur plaques de gélatine.

Une quatrième espèce est constituée par le bacille fluorescent non liquéfiant, dont je regrette de n'avoir pas en ce moment à vous montrer la culture en bouillon où sa belle fluorescence verte est si visible.

Nous avons isolé en outre un cladothrix ainsi que le *bacillus radicosus* de Roux, espèce fréquente que Macé décrit sous le nom de *bacillus ramosus.*

Le *micrococcus prodigiosus*, dont vous pouvez apprécier ici la belle teinte rouge, s'y rencontre aussi, et je vous présente en même temps un type que je n'ai pu encore exactement déterminer et dont voici les caractères :

Petit bacille à extrémités carrées, long de $1\,\mu\,5$ environ, sur $0\,\mu\,3$ à $0\,\mu\,5$ de largeur, se présentant seul ou le plus souvent en chaînette, mais en ligne droite ou courbe, jamais en V. Dans les vieilles cultures, on trouve de plus volumineuses cellules, dont le centre ne prenant pas la couleur laisse voir une vacuole, peut-être est-ce une spore? Il se colore bien par les couleurs d'aniline et ne se décolore pas par la méthode de Gram.

Dans les cultures il est immobile, il cultive à la température ordinaire.

Sur plaques de gélatine, il développe en 24-36 heures une petite tache arrondie, jaune vif, à bords sinueux, bien délimités, centre plus épais, pas de liquéfaction.

En strie, enduit jaune vif, uniforme.

En piqûre, ne pousse pas en profondeur et donne une faible colonie jaunâtre en surface.

Sur gélose, en piqûre, ne pousse qu'à la surface, et de même qu'en strie forme une couche abondante, épaisse et uniforme jaune clair, puis la surface se strie d'une façon irrégulière, prend un aspect mamelonné, granuleux, et devient jaune d'or; la périphérie semble formée par des irradiations concentriques simulant une collerette. L'aspect d'ensemble est très séduisant.

Dans le bouillon, il se forme en trois jours un voile blanchâtre, léger, peu adhérent, qui tombe ensuite en troublant passagèrement le bouillon. Il reste au fond un dépôt jaune d'or, formé des cellules à vacuole dont nous avons parlé.

Sur pomme de terre, il donne un enduit blanchâtre, crémeux, qui gagne rapidement toute la surface.

Il développe sur lait sans coaguler.

Toutes ces cultures restent acalines et donnent une odeur fade, elles ne présentent pas la réaction de l'indol.

Sommes-nous en présence du *bacillus aureus* décrit par Adametz et Wichmann, nous ne voulons point l'affirmer encore.

C'est donc à ces huit espèces différentes, appartenant toutes aux espèces dites saprophytes, que sont dues les colonies observées en diverses saisons. L'absence d'espèces putrides est à signaler, non pas à cause de leur nocivité, mais parce qu'elles sont en général l'indice d'un foyer de putréfaction.

A côté de ces colonies microbiennes, nous avons sur plaques acides recueilli et compté les moisissures. Variant de 25 à 3 par centimètre cube, elles appartiennent toutes au *mucor mucedo* et au *penicillium glaucum* qui sont inoffensives.

3° *Recherche des espèces pathogènes*

De ce que nous venons de signaler, faut-il conclure à l'absence de tout germe nuisible dans les eaux de notre ville. Avant de répondre, nous devons nous rappeler que certaines bactéries nuisibles se développent fort lentement, que les saprophytes évoluent assez vite et peuvent gêner souvent ou masquer le développement de celles qu'on a tant d'intérêt à connaître ; nous devons tenir compte aussi de ce fait que la température à laquelle sont soumises les cultures sur gélatine est sensiblement inférieure au degré indispensable au développement de la plupart des germes pathogènes. De là l'utilité de procédés spéciaux mis en œuvre et que nous allons décrire.

Recherche du bacille d'Eberth. — L'agent causal de la fièvre typhoïde a été l'objet de recherches attentives. Malgré la détermination quotidienne pour ainsi dire, de toutes les espèces qui se développaient sous nos yeux, où l'absence de toute colonie éberthiforme était constatée, nous avons mis en œuvre deux des procédés particuliers les meilleurs pour sa culture.

C'est au mois de novembre (1) que nos recherches ont été faites. C'est le moment où les réservoirs de la ville, dont le niveau a baissé durant l'été, se remplissent de nouveau, et celui où cette affection est de préférence signalée dans la clientèle. Or, l'expérience a démontré que si dans un puits ayant contenu du bacille d'Eberth qui semble disparu au moment où la couche d'eau diminue, on amène une grande quantité d'eau nouvelle, indemne de tout contage, on peut déceler dans les jours qui suivent la présence du bacille d'Eberth qui a pullulé de nouveau. L'apport d'aliments par une eau nouvelle suffit pour redonner de la vigueur aux individus rares et affaiblis qui résistaient encore. Ce fait, surabondamment prouvé, a été le motif qui nous a fait choisir le moment où les conditions d'approvisionnement dans les réservoirs étaient identiques à celles que nous venons de rapporter.

Un premier ensemencement de deux séries de vingt plaques a été fait sur gélatine iodo-iodurée. Ce milieu de culture, créé par Elsner, utilise la propriété qu'a le bacille de la fièvre typhoïde de cultiver sur milieu légèrement acide, tandis que la pluralité des espèces pathogènes exige l'alcalinité. Des quantités relativement grandes de l'eau à analyser peuvent y être incorporées sans craindre que le développement rapide des autres germes ne gêne l'observation de l'aspect typique des colonies éberthiennes qui sont seules avec le coli bacille à y prendre naissance. Nos échantillons sont restés stériles.

Nous avons pratiqué plus récemment de nouveaux ensemencements dans les bouillons phéniqués (1 goutte acide phénique pour 2 cent. cubes de bouillon) maintenus à haute température.

(1) Ensemencements octobre-novembre 1900 et 1901.

Vingt-quatre ballons, où les actions retardantes combinées de la chaleur et de l'acide phénique sur les autres espèces permettent au bacille d'Eberth de se montrer plus facilement, sont également restés stériles. Notre tâche, qui eût été des plus difficiles s'il s'était rencontré une espèce éberthiforme, a été rendue facile par l'absence dûment constatée de tout germe similaire.

Recherche des vibrions. — Les vibrions ont été, suivant les espèces, reconnus ou soupçonnés les agents de diverses maladies telles que le choléra asiatique, le choléra nostras, la dysenterie, les gastro-entérites, etc. Bien que leur rôle pathogène dans ces diverses affections ne soit pas suffisamment prouvé, à l'exception du bacille-virgule de Koch, leur présence dans l'eau est une indication précieuse. Ils sont, en effet, les agents révélateurs d'un foyer de putréfaction et, comme les *proteus*, ils peuvent faire craindre la présence auprès d'eux de germes plus redoutables pour la santé publique, vivant comme eux dans les milieux azotés en putréfaction. L'emploi des solutions de peptones salées rend facile leur isolement et permet d'opérer sur de grandes quantités à la fois. Voici les détails de la méthode telle que nous l'avons employée, d'après Sanarelli (1).

200 cent. cubes d'eau à examiner sont mélangés avec 10 cent. cubes de la gelée suivante :

Gélatine.. 20 gr.
Peptone sèche et chlorure sodium .... 10 »
Azotate de potasse........... .... 1 »
Eau....................................... 100 »

Les vibrions se développent à 37 et forment au contact de l'air, dès la douzième heure, un voile mince d'où on peut, par passages successifs, isoler les espèces et les déterminer.

Cette manipulation pratiquée pendant l'été de 1901 ne nous a révélé aucune espèce pouvant se rattacher au genre cherché.

Outre ces espèces pathogènes, les eaux peuvent renfermer accidentellement des bactéries, comme la bactérie charbonneuse, le bacille du tétanos, celui de la tuberculose, le vibrion septique ou le pneumo-bacille de Friedlander. Il n'est pas possible de rechercher la présence de chacune d'elles en particulier, puisqu'elles ne sont, du reste, qu'exceptionnellement rencontrées dans les eaux potables. Mais il restait un moyen de s'assurer de leur absence, qui était l'inoculation expérimentale.

(1) Sanarelli, « Vibrions des eaux » (*Annales Institut Pasteur*, 1893).

Cette dernière opération, indispensable en bactériologie, est le corollaire de toute recherche, corroborant ou infirmant les résultats sans qu'il soit possible de nier son autorité. Nous l'avons donc pratiqué suivant les indications de Pouchet (1) : 30 cent. cubes d'eau ont été ensemencés dans des ballons contenant 10 cent. cubes de bouillon peptone, puis laissés huit jours à l'étuve. Au huitième jour, les animaux ont reçu de 0 c. cube 3 à 0 c. cube 10 de la culture pour 100 gr. d'animal. Voici le tableau de nos inoculations ainsi pratiquées :

Hiver 1900 :

Lapin femelle. 2.640 gr. Vivant après 6 mois. Pas de réaction.
Cobaye mâle.. 675 gr. } Vivants après 6 mois. Pas de réaction.
Cobaye femelle 647 gr. }

Eté 1901 :

2 lapins mâles.. 2.870 et 3.010 gr. Encore vivants.
2 cobayes mâles. 713 et 662 gr. Encore vivants.

Les résultats ont donc été satisfaisants dans ces deux expériences.

Nous croyons, en terminant ce travail peu volumineux, mais qui cependant est le fruit de plusieurs mois d'étude, être autorisé à conclure que nos eaux sont saines. Sans doute, il peut au point d'émergence de l'étang se glisser quelque contamination accidentelle ; au niveau de certaines localités dont les habitations seraient trop proches de la canalisation, il pourrait se produire quelques souillures par infiltration ; mais des mesures d'hygiène prescrivant l'éloignement des fosses ou des habitations futures, l'entretien en bon état de la canalisation suffisent à empêcher cette éventualité. Si malgré tout nos eaux devenaient insalubres, les indications que je viens de fournir dans ce premier travail pourraient alors trouver leur utilité. Je souhaite que le besoin de cette utilité ne se fasse jamais sentir.

(1) Pouchet, « Analyse des eaux potables » (*Annales d'hygiène*, février 1897).

Limoges. — Imprimerie-Librairie, Ducourtieux et Gout, rue des Arènes.

18

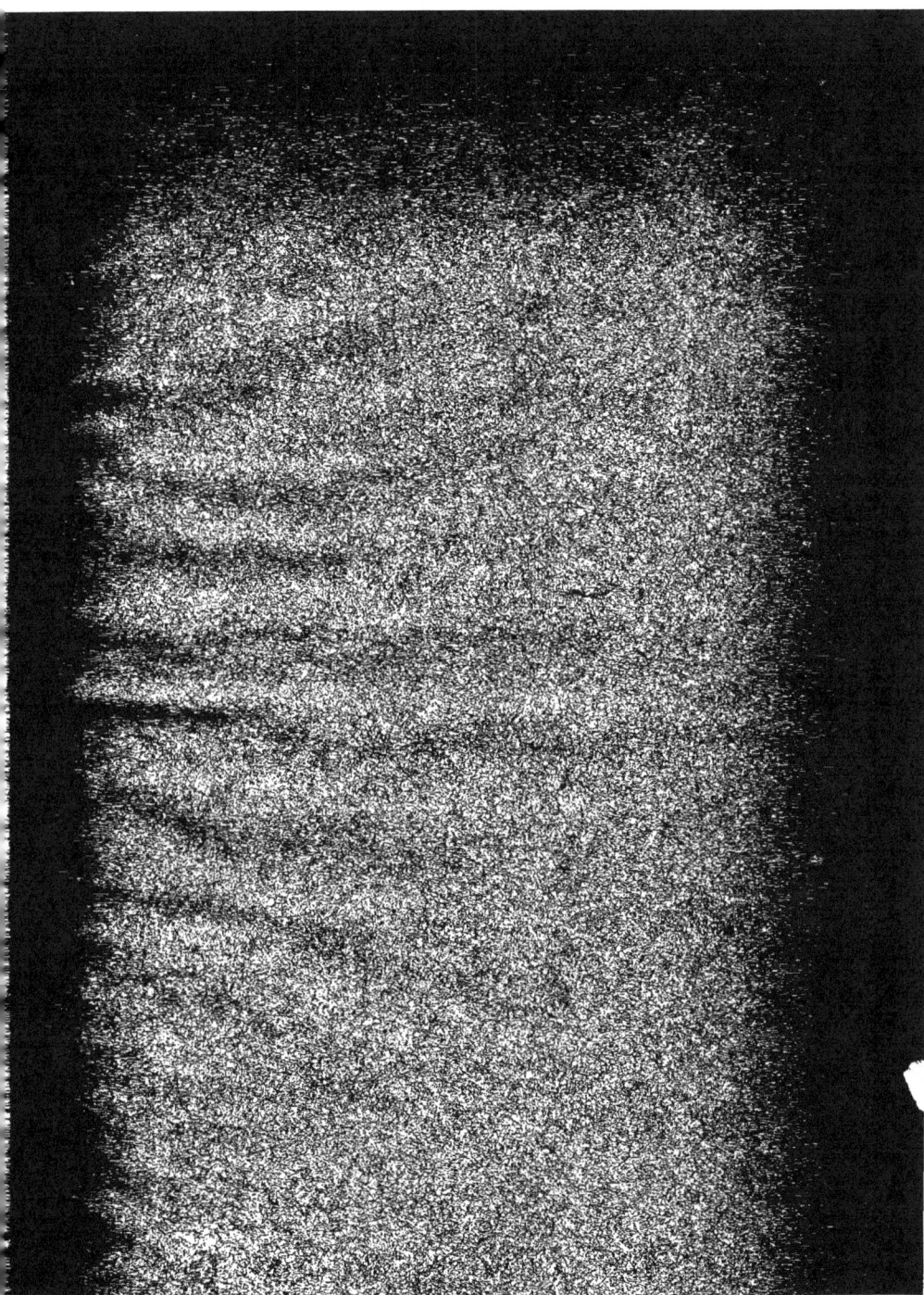